ACTION PHYSIOLOGIQUE

ET USAGES THÉRAPEUTIQUES

DES LAVEMENTS FROIDS

PAR

PAUL DAGAND

DOCTEUR EN MÉDECINE DE LA FACULTÉ DE PARIS.

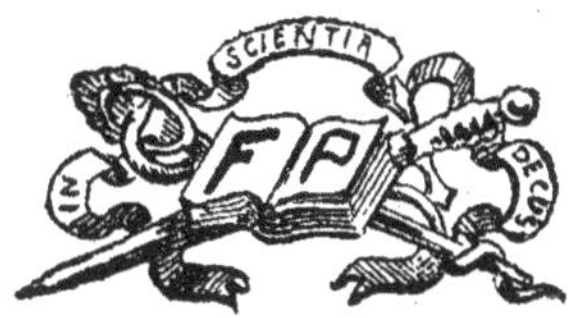

PARIS

F. PICHON, IMPRIMEUR-LIBRAIRE,

14, RUE CUJAS, ET 7, RUE VICTOR-COUSIN.

1879

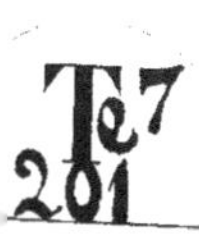

ACTION PHYSIOLOGIQUE

ET USAGES THÉRAPEUTIQUES

DES LAVEMENTS FROIDS

ACTION PHYSIOLOGIQUE
ET USAGES THÉRAPEUTIQUES
DES LAVEMENTS FROIDS

PAR

PAUL DAGAND

DOCTEUR EN MÉDECINE DE LA FACULTÉ DE PARIS.

PARIS

F. PICHON, IMPRIMEUR-LIBRAIRE,

14, RUE CUJAS, ET 7, RUE VICTOR-COUSIN.

1879

A LA MÉMOIRE DE MON GRAND-PÈRE

LE Docteur DAGAND,

CHIRURGIEN DES ARMÉES DE LA PREMIÈRE RÉPUBLIQUE

A MON PÈRE LE Docteur DAGAND,

CONSEILLER GÉNÉRAL DE LA HAUTE-SAVOIE,

CHEVALIER DE LA LÉGION D'HONNEUR.

A MA MÈRE

A ma tante Mademoiselle ***ROUX.***

A MA SŒUR ET A MON BEAU-FRÈRE

LE Docteur LACOMBE.

A MES MAITRES DE LYON, MONTPELLIER ET PARIS.

A MES AMIS

A MON PRÉSIDENT DE THÈSE

Monsieur le Professeur BROUARDEL.

ACTION PHYSIOLOGIQUE

ET

USAGES THÉRAPEUTIQUES

DES LAVEMENTS FROIDS

INTRODUCTION.

Il est un fait constant dans les sciences expérimentales, c'est le développement lent et régulier de ces sciences, qui ont par exemple pour point de départ l'alchimie ou la pharmacopée bizarre du moyen-âge, et qui aboutissent à l'analyse chimique ou à la méthode physiologique dans le traitement des maladies.

C'est donc l'expérience, et l'expérience seule qui a permis aux savants de tous les âges de poser des lois, provisoires, il est vrai, mais qui nous conduisent tous les jours plus près de la vérité, et que nous abandonnons en route en échange d'une autre loi plus propre à nous permettre de continuer notre marche en avant.

Aussi, voyons-nous arriver à peu près la même chose pour chaque agent thérapeutique : lorsque les recherches des physiologistes ont permis de fixer d'une façon certaine l'action d'un médicament, l'usage de ce médicament est restreint aux seuls cas où il est efficace ; on laisse de côté ce que son application peut avoir d'empirique, et la substance médicamenteuse se trouve scientifiquement classée, et n'est plus employée qu'à bon escient.

Le regretté professeur Gubler disait en tête des commentaires thérapeutiques du Codex : « ...
« Quand l'action physiologique des médicaments
« sera parfaitement connue, la thérapeutique ne
« sera plus qu'un corollaire de la physiologie. »

L'usage de l'eau froide, employée comme moyen thérapeutique, date de l'origine de l'humanité ; comme tous les autres procédés de médication, les progrès de l'expérimentation ont apporté à son emploi des variations nombreuses.

Les ablutions d'eau froide, prescrites dans toutes les religions primitives, étaient des moyens hygiéniques, et même thérapeutiques (les lois de Moïse le prouvent), dont les législateurs faisaient un article de foi pour en assurer l'exécution.

Enfin, tant au point de vue hygiénique que thérapeutique, on a employé l'eau froide sous une multitude de formes ; outre les ablutions dont nous venons de parler, on s'est tour à tour servi de bains, frictions, lotions, douches, compresses mouillées, irrigations et *lavements*.

C'est sur ce dernier procédé que nous nous proposons de nous étendre, car bien qu'étant employés depuis les temps hippocratiques, les lavements, surtout les lavements froids, sont tombés un peu en défaveur.

Nous conformant aux vrais principes de la thérapeutique actuelle, nous étudierons d'abord l'action physiologique du lavement froid sur tous les systèmes de l'organisme ; puis, nous passerons en revue ses effets thérapeutiques, le tout en nous appuyant sur des expériences et des observations ; enfin de ces faits nous tirerons les conclusions qui nous semblent militer en faveur de cette méthode, supérieure en beaucoup de cas, à notre avis, à d'autres, qui cependant ont joui et jouissent encore d'un renom, sinon immérité, du moins considérablement exagéré.

ACTION PHYSIOLOGIQUE.

Avant de nous occuper des lavements froids en particulier, nous croyons devoir rappeler le plus brièvement possible l'action du froid sur les différents systèmes organiques, son action locale et son action générale. Et par froid, nous n'entendons pas l'abaissement excessif de température pouvant amener la désorganisation des tissus, ou même simplement une perturbation violente et *pathologique* dans l'organisme, nous voulons parler du froid en tant que simple modificateur des fonctions vitales, du froid *physiologique*, pour ainsi dire.

Afin de mettre un peu d'ordre dans cette exposition rapide, nous allons passer en revue les uns après les autres les différents systèmes ou appareils qui sont susceptibles d'être influencés par l'action tant locale que générale du froid. Il nous sera beaucoup plus facile ensuite de nous rendre compte d'une manière exacte de l'effet produit dans le rectum ou mieux dans le gros intestin par un lavement froid, en examinant quels sont les organes influencés directement ou indirectement par le liquide réfrigérant, et quels sont les vaisseaux qui desservent la région en expérience, car nous verrons bientôt quelles grandes modifications le froid apporte dans la circulation, et par suite, dans la calorification qui en est une conséquence directe.

Système circulatoire.— Au point d'application, le froid produit sur un tissu vasculaire une contraction des éléments musculaires des vaisseaux, tant sanguins que lymphatiques, et une constriction générale de toute la région impressionnée.

De cette contraction des éléments musculaires des vaisseaux résulte une diminution de leur calibre et, par conséquent, anémie par reflux du sang vers les parties environnentes.

Ce changement dans le calibre des vaisseaux amène une modification dans le cours du sang, modification qui est bien différente suivant que l'on considère le segment supérieur ou le segment inférieur.

En dessus du point en expérience, c'est-à-dire du côté du cœur la circulation est ralentie par suite du rétrécissement des vaisseaux refroidis, et nous verrons tout à l'heure que la température s'élève quand la stase sanguine a lieu dans les organes profonds.

Dans le segment intérieur au contraire, c'est-à-dire dans la partie périphérique du vaisseau l'apport du sang est moins considérable : il y a aussi ralentissement dans le cours du sang, mais ce ralentissement, au lieu de produire, comme dans la partie supérieure, une élévation de température.

en détermine au contraire l'abaissement. Après une série d'expériences qui avaient pour but de préciser les rapports qui relient la circulation et la calorification, Liebermeister (de Bâle) est arrivé à poser le principe, que tout ralentissement du sang dans les organes profonds entraîne une élévation de leur température locale et réciproquement, tandis que l'inverse a lieu pour les parties périphériques. C'est que dans la profondeur de l'organisme, la calorification atteint une activité maxima et la déperdition du sang y est presque nulle ; à la périphérie au contraire, la déperdition de chaleur l'emporte de beaucoup sur la production.

Quant à l'action générale du froid sur la circulation, elle se traduit par un ralentissement du pouls qui peut être de 50 pulsations par minute. La pression sanguine diminue, et c'est à l'abaissement énorme de la pression artérielle et à la coagulation concomitante du sang dans les vaisseaux qu'Horwath attribue la mort des animaux plongés dans l'eau froide.

Système respiratoire. — En application locale sur les téguments, le froid trouble le rhythme normal des mouvements respiratoires. Après une inspiration profonde et spasmodique, la respiration s'accélère et dans l'une des expériences de Winternitz, l'accélération fut de 3 mouvements par minute. Après quelques minutes tout rentra dans l'état ordinaire.

Dans un bain froid, par exemple, l'action générale du froid se manifeste d'abord par une grande oppression qui est suivie d'un ralentissement dans les mouvements respiratoires qui deviennent très profonds. D'après le docteur Beni-Barde, telle est l'action du froid, quand on reste immobile dans un bain ; mais si l'eau est agitée, dans la douche par exemple, les mouvements respiratoires peuvent être augmentés de 3 à 6 par minute.

Système nerveux. — Quand on met une partie de l'organisme douée de sensibilité en contact avec un milieu dont la température est inférieure à 25°, il en résulte une impression des nerfs sensitifs qui donne naissance à une sensation spéciale, la sensation du froid. Plus la différence de température entre le corps et le milieu devient considérable, plus la sensation devient pénible, et on arrive à éprouver une sensation de brûlure très douloureuse.

Le mécanisme de cette sensation n'est pas bien connu. Les uns veulent que le froid modifie l'état électro-tonique des nerfs sensibles, d'autres pensent que cette sensation est le résultat d'un ébranlement moléculaire, qui se produit dans les tissus et en particulier dans les nerfs à la suite d'une modification de leur état thermique. Enfin il est une troisième opinion qui, considérant le cylinder-axis comme une sorte de substance liquide, admet que l'impression du froid fait naître dans ce filament liquide des ondulations qui se communiquent de proche en proche jusqu'aux centres nerveux.

L'impression du froid détermine une excitation du système nerveux ; mais, si cette impression se prolonge, l'excitation cesse et la sédation commence. Si la température s'abaisse jusqu'au voisinage du 0 du thermomètre centigrade, l'anesthésie survient.

De là l'emploi de la glace, des pulvérisations de liquides volatils et des mélanges réfrigérants comme anesthésiques.

Le pouvoir excito-moteur est diminué par l'action du froid, mais si son énergie est affaiblie sa durée est augmentée. Brown-Séquard a vu, chez des grenouilles décapitées, les mouvements réflexes persister pendant des mois quand la température était entre 0 et 8°, tandis qu'ils cessaient au bout de quelques heures quand la température s'élevait à 20°.

Nutrition et digestion. — Le froid augmente la faim et diminue la soif. La plus grande quantité de chaleur que l'organisme est obligé de produire pour lutter contre la déperdition que lui fait subir le froid, a pour conséquence forcée une plus grande absorption de matériaux propres à donner de la chaleur, d'où l'énorme consommation de substances hydrocarbonnées que font les peuples du

Nord. La digestion suit l'allure de la nutrition et est par conséquent activée.

Secrétions et excrétions. — L'action de l'abaissement de température sur ces fonctions n'a pas encore été bien étudiée.

Béni-Barde, dans son traité d'hydrothérapie, dit simplement que l'application du froid provoque souvent des contractions qui augmentent la secrétion de certaines glandes et facilitent l'évacuation des cavités naturelles.

Un médecin anglais, Sidney Ringer, a vu un petit malade âgé de 8 ans, dont la peau se colorait en jaune à la moindre impression de froid. Cette teinte ictérique s'accentuait d'autant plus que le froid était plus intense. La coloration normale des fèces démontrait que cette présence de la matière colorante de la bile n'était pas due à une obstruction des canaux excréteurs de la bile, mais bien à une hypersecrétion de la glande. Nous devons ajouter que l'enfant était venu au monde avec la syphilis et alors la maladie constitutionnelle pouvait peut-être influer sur cette production de coloration jaune. Le froid agirait donc sur le foie en augmentant sa secrétion et un refroidissement intense arrêterait, d'après Chrétien, la production du sucre dans le foie.

Enfin la secrétion urinaire est augmentée, et l'élimination de l'uréé s'accroît d'une manière proportionnelle à la quantité d'eau ingérée, quand ce sont des boissons froides ou des lavements froids qui sont employés.

Mais, outre son action physiologique, le froid agit encore sur l'être vivant comme agent physique et alors la réfrigération suit les mêmes lois que pour les corps inorganiques, c'est-à-dire que l'abaissement de température gagne de proche en proche les organes voisins, et il est en raison inverse de la distance qui sépare ces organes de la source frigorifique.

Ces quelques détails indispensables sur l'action générale et locale du froid étant donnés, nous allons passer à l'action physiologique du lavement froid, en disant deux mots toutefois du procédé opératoire et en renvoyant pour une description plus détaillée à l'intéressante thèse du Dr Colson (Paris 1867).

On appelle *lavement* de *lavare*, laver, tout liquide, simple ou composé, introduit dans l'organisme par la voie recto-colique, à l'aide d'un appareil spécial, *seringue*, *clysopompe*, *irrigateur*, dans un but hygiénique ou thérapeutique.

Le lavement porte encore le nom de *clystère* ou de *clysma* de κλυσὴρ, κλύξζω je lave, ou bien encore mais rarement, d'*enema*, de ἐνιημι jeter dedans, injecter.

Les lavements sont ordinairemet rangés en 3 classes: *simples*, ils se composent uniquement d'eau, à haute ou basse température ; *médica-*

menteux, ils sont préparés avec diverses substances pharmaceutiques et ont ordinairement l'eau pour véhicule ; *nutritifs*, ils ont pour but d'alimenter le malade.

Pour nous, qui pensons que l'eau employée en lavements est au moins aussi souvent un agent thérapeutique qu'hygiénique, nous croyons que les deux premières classes doivent le plus souvent être confondues en une seule, surtout dans la pratique.

Quant à leur contenance, les lavements ont été ainsi divisés : lavement entier (1 litre) ; demi-lavement (1/2 litre) ; quart de lavement (1/4 de litre).

Ceci posé, nous allons décrire quels sont les effets produits par l'injection d'une certaine quantité d'eau froide dans le tube recto-colique. Dans les lignes qui vont suivre, nous puiserons à pleines mains dans le remarquable travail que le professeur Foltz de Lyon fit paraître à ce sujet dans le *Lyon médical*, année 1875. — C'est lui qui le premier a étudié d'une façon complète l'action physiologique du lavement froid.

L'idée de faire des recherches sur ce point important de la physiologie lui vint après cette recrudescence de vogue que prit à Lyon la méthode de Brand, lorsque le Dr Frantz Glénard publia ses observations sur l'emploi de l'eau froide dans la fièvre thyphoïde. Le Dr Glénard avait été prisonnier à Stettin pendant la guerre de 1870-71. Il avait été à même de voir à l'œuvre le médecin allemand; et, dès son retour en France, il communiqua à la Société médicale de Lyon les merveilleux effets de cette méthode.

Lui-même avait obtenu à l'hôpital de la Croix-Rousse 52 guérisons, sur 52 cas de fièvre thyphoïde.

Cette statistique ayant pour objet une maladie qui fait chaque année tant de ravages, émut le monde médical; les uns acceptaient avec enthousiasme de si beaux résultats et se faisaient les défenseurs et les propagateurs du traitement par les bains froids; les autres n'admettaient la chose que sous bénéfice d'inventaire.

Parmi ces derniers se trouvait le professeur Foltz. D'accord en cela avec ses collègues, MM. Teissier et Bondet, il consentait bien à employer l'eau froide, mais d'une façon plus raisonnée; et il ne voulait pas que tous les thyphiques sans exception fussent soumis à « ce système « prussien qui ne tient compte ni de la volonté ni « du tempérament du sujet. »

C'est alors qu'il fit connaître à la société de médecine le résultat de ses expériences sur les propriétés antipyrétiques et sédatives au plus haut degré des lavements froids.

Ces propriétés, à peine étudiées avant lui, si ce n'est pour le bain froid général par Bégin en 1819, furent pour M. Foltz, ce sont ses propres paroles, « une révélation. » Nous décrirons donc le plus exactement possible la façon dont agit le lavement froid sur le pouls, la température, le système nerveux et le système digestif. Tout ce que nous allons dire est la reproduction des études du professeur Foltz, car nous n'avons pas la prétention de mettre en parallèle les expériences que nous avons faites et qui d'ailleurs n'ont servi qu'à confirmer exactement le dire du maître lyonnais. Il est à jamais regrettable que la mort ait privé trop tôt la science d'un de ses plus dignes représentants.

Lorsqu'on s'injecte dans le gros intestin un litre d'eau à 5°, on éprouve d'abord quelques légères coliques et des contractions intestinales, mais le tout n'a rien de pénible. Puis survient un sentiment de fraîcheur, de bien-être, de calme qui se dissipe environ une heure après l'expulsion du lavement. L'abaissement du pouls peut aller jusqu'à douze pulsations par minute et la température qui, par exemple, était, au moment de l'administration du lavement de 37°,95, s'abaisse de 0°,62 et descend à 37°,33, ainsi que nous le verrons dans la 13e expérience de Foltz. La température s'abaisse d'abord rapidement pendant les vingt premières minutes, et l'abaissement se continue ensuite graduellement jusqu'à ce que le thermomètre reste stationnaire.

Ainsi 1 litre d'eau à 5° produit un abaissement de 10 pulsations et de 0°,62, mais si l'on continue à injecter un certain nombre de fois la même quantité d'eau à la même température, les effets s'accumulent et on arrive à un résultat de refroidissement et de sédation autrement puissant que celui obtenu avec les bains froids. Dans ces cas, le gros intestin se vide complètement ; la contraction des fibres musculaires fait évacuer toutes les matières contenues dans le tube, et nous verrons l'importance que ce fait peut avoir dans le traitement de la fièvre typhoïde.

De plus, après l'administration d'un ou de plusieurs lavements froids, l'appétit est augmenté, la soif diminuée et on éprouve dans tout l'organisme une sensation de force et de bien être ; le tout se termine par un sommeil calme et bienfaisant.

Comment expliquer la supériorité du lavement sur le bain froid, quand il s'agit d'obtenir des effets de réfrigération prompts et en même temps durables ? Nous en trouvons la raison dans les belles expériences et Claude Bernard sur la *chaleur animale*. — Le sang artériel qui se distribue aux organes abdominaux, aux reins, au foie, aux intestins par exemple, est à une température un peu plus élevée que dans les organes périphériques, par suite la déperdition de chaleur qu'éprouve le fluide sanguin en s'éloignant du cœur.

Dans la périphérie du corps et aux extrémités,

le sang veineux est constamment plus froid que le sang artériel, mais en pénétrant dans les cavités splanchniques la proposition se renverse. Ainsi il y a une différence d'environ 1° entre la veine crurale et l'artère crurale en faveur du sang artériel. En introduisant dans les gros troncs vasculaires de la cavité abdominale, la veine cave inférieure et l'aorte, deux sondes thermo-électriques et en poussant parallèlement ces deux sondes, l'une jusqu'à l'oreillette droite, l'autre jusqu'à la crosse de l'acrte, on obtient les résultats suivants :

Au point de bifurcation de l'aorte et de la veine cave il y a encore huit dixièmes de degré en faveur du sang artériel.

Immédiatement au-dessus des veines rénales la différence n'existe plus. C'est ce qu'on pourrait appeler le *point nul* de la température animale. A partir de ce point le système veineux l'emporte. Au point de jonction des veines hépatiques et de la veine cave inférieure, le sang de ces vaisseaux présente un excès de 0°,14 sur le sang artériel.

Quand les sondes ont atteint l'oreillette droite et la crosse de l'aorte, la différence est de 0°, 2.

« Ainsi la veine cave inférieure présente un ac-
« croissement de température qui s'accentue sans
« cesse à mesure qu'elle se rapproche du cœur.....
« En résumé, la veine cave inférieure apporte au
« cœur droit du sang plus chaud que le sang ar-

« tériel. » (Claude Bernard. *Leçons sur la chaleur animale*, 6e leçon).

Le sang est donc plus chaud aussi bien pour les veines que pour les artères, dans la cavité abdominale que dans les autres parties de l'organisme. Quand on injecte un liquide réfrigérant dans cette cavité dans le but d'amener un abaissement de température, c'est donc au foyer de chaleur pour ainsi dire que l'on s'attaque, ou du moins à la partie la plus chaude du foyer. Quand le gros intestin est rempli d'un liquide froid, la plus grande partie du sang de la veine porte, venant des veines mésaraïques, petite et grande, se trouve refroidi par action de contact ; c'est donc un lieu d'élection parfait pour agir dans un but de réfrigération générale.

La question méritait d'être encore envisagée sous d'autres points de vue. Foltz recherche quels étaient les changements apportés à l'action du lavement par sa *durée*, la *température* et le *volume* de l'eau employée.

En calculant géométriquement la capacité du gros intestin, à l'aide de la formule du cylindre, on obtient le chiffre de 2,944 centimètres cubes, c'est-à-dire à peu près trois litres. Mais on ne peut pas remplir exactement cette cavité et l'expérience prouve que le gros intestin d'un adulte tolère facilement un litre d'eau, mais qu'une quantité plus forte amène immédiatement des contractions réflexes et des coliques qui en provoquent l'expulsion. (Pour nous personnellement, cette quantité d'un litre n'a jamais pu être tolérée et on verra plus loin que nous nous sommes contenté d'un demi-litre de liquide, gardé alors très-facilement). En thèse générale, on peut fixer la dose à un litre pour un adulte, un demi pour un jeune sujet, et un quart de litre pour un enfant.

Quant à la température, tout lavement au-dessous de 38° est un lavement rafraîchissant, et son action réfrigérante est en raison inverse de la température. Il agit donc par soustraction de calorique et les modifications apportées par lui au pouls et à la chaleur peuvent être prévues et calculées « avec la précision d'un problème de physique » dit Foltz.

Voici les résultats que ce professeur a obtenus à la suite de ses recherches :

Un lavement de 1 litre d'eau à la température de 0° à 10° fait tomber le pouls de 12 pulsations ;

De 10° à 20° de 6 pulsations ;

De 20° à 30° de 3 pulsations ;

De 30° à 38° de 1 ou 2 pulsations.

La durée des effets du lavement est proportionnelle, et à la température, et à la quantité de l'eau employée. Elle comprend le temps pendant lequel l'action de l'eau froide se manifeste et celui qu'elle met à se dissiper. — Cette durée est en raison inverse de la température ; plus le lavement est froid, plus elle se prolonge. En outre l'effet produit sur l'organisme met à se dissiper un temps double de celui qui a été nécessaire à sa production. Si la réfrigération a mis une heure à se produire, elle en mettra deux à se dissiper, soit une durée totale de trois heures.

Quelle que soit la température initiale, le lavement produit, dans les cinq premières minutes, les deux tiers de son effet, dans un quart d'heure, il en produit les trois quarts ; et dans une heure au plus, la totalité.

Les effets du lavement se calculent de la même manière, qu'il soit rendu ou gardé. S'il est rendu, il emporte la quantité de calorique dont il s'est chargé ; s'il est gardé, il agit à la manière des mélanges. Suivant la température et le temps qu'il a séjourné dans l'intestin, un lavement est rendu, dans les expériences, à un degré de chaleur qui concorde bien avec ce que nous avons dit plus haut.

Ainsi un lavement d'un litre d'eau à la température de 5° est rendu :

Après 5 minutes, à .... 25°
Après 15 minutes, à .... 30°
Après 30 minutes, à .... 34°
Après 45 minutes, à .... 37°

Un lavement d'un litre d'eau à la température de 20° est rendu :

Après 5 minutes, à .... 30°

Après 15 minutes, à .... 35°

Après 30 minutes, à .... 38°

Mlle Virginie Schlikoff, dans les nombreuses expériences qu'elle a faites sur l'action locale du froid (*Thèse de Berne*, 1876), relate plusieurs faits sur les lavements froids et dit avoir obtenu de grands effets réfrigérants, surtout par action de voisinage, car ses recherches portaient surtout sur les effets locaux du froid et les lois de leur propagation.

Nous allons maintenant, à l'appui de tout ce que nous venons de dire sur l'action physiologique des lavements froids, sur les résultats obtenus par Foltz et par nous-même, donner les principales expériences de ce professeur, celles qui nous paraissent les plus concluantes et les plus détaillées, et nous les ferons suivre de l'essai que nous avons tenté sur nous-même, pour bien nous rendre compte du sujet que nous traitons aujourd'hui.

Première expérience. — Un matin (mars 1873), entre six et huit heures, je pris successivenent huit lavements d'eau froide à environ 8°, de la contenance d'un litre chacun. Je gardai chaque lavement cinq à six minutes, en faisant quelques frictions de bas en haut sur l'S iliaque pour répandre le liquide aussi loin que possible dans le gros intestin ; colique légère et contraction intestinale. Mon pouls, de 65 pulsations au commencement de l'expérience, tomba graduellement à 46; j'éprouvais une sensation de fraîcheur intense, mais nullement désagréable; je sentais un calme profond qui allait jusqu'à l'étonnement; mes forces étaient plutôt accrues et le pouls était plus serré en même temps que si prodigieusement ralenti. Dans la crainte de dépasser les effets physiologiques, je m'arrêtai à cet état de bien-être général.

Quatrième expérience. — Le 15 février 1874, à 11 heures du matin, deux heures après l'ingestion d'un bol de café au lait assez fort, et après un exercice assez modéré, j'ai pris successivement six lavements d'un litre d'eau froide à 8°. Chaque lavement est gardé 5 à 6 minutes. Le pouls avant l'expérience était de 80 pulsations et la température de la bouche prise pendant dix minutes sous la langue était de 37°,3.

A midi et demi, après le sixième lavement, le pouls est tombé à 52 pulsations et la température de la bouche, après un quart d'heure de séjour du thermomètre, est de 35°,3. Ainsi le pouls a baissé de 28 pulsations et la température de 2°.

Une heure après, tout en ayant fait un déjeuner assez modéré, le pouls est encore à 58 et la température à 36°.

Le soir le pouls est à 70, la température à 37°, c'est-à-dire que tous deux sont revenus à leur état normal.

Treizième expérience. — A 5 h. 5 minutes du soir, le thermomètre est mis dans l'aisselle et marque après 20 minutes 37°, 95. Sans déplacer le thermomètre, je prends un lavement d'un litre d'eau à 5°. Voici quels sont les changements survenus dans la température :

à 5 h. 25	le thermomètre	est à	37°, 95.
à 5 h. 30	—	—	37°, 90.
à 5 h. 35	—	—	37°, 80.
à 5 h. 40	—	—	37°, 68.
à 5 h. 45	—	—	37°, 60.
à 5 h. 50	—	—	37°, 53.
à 5 h. 55	—	—	37°, 47.
à 6 h.	—	—	37°, 42.
à 6 h. 05	—	—	37°, 39.
à 6 h. 10	—	—	37°, 36.
à 6 h. 15	—	—	37°, 34.
à 6 h. 20	—	—	37°, 33.
à 6 h. 30	—	—	37°, 33.
à 6 h. 40	—	—	37°, 33.

Ainsi dans l'espace de 55 minutes il y a eu un abaissement de 0, 62 pour un seul lavement froid. La descente, d'abord rapide dans les premières minutes, devient plus lente mais toujours graduée, puis le thermomètre devient stationnaire.

Le lavement rendu marque près de 38°; le pouls est tombé de 70 à 60 pulsations par minute.

Telles sont les expériences de Foltz, et ces résultats nous avaient vivement frappé à Lyon où nous nous trouvions alors. Depuis lors, aucune occasion ne s'était présentée à nous pour les vérifier, tant au point de vue physiologique que pathologique.

Dernièrement, il y a deux mois, ces faits nous sont revenus en mémoire par suite de l'opportunité que nous avons trouvée à employer pour notre propre compte les lavements froids et de là a pris naissance chez nous l'idée de faire notre thèse inaugurale sur ce sujet.

Les lignes suivantes vont nous faire connaître les bénéfices que nous avons retirés de cet emploi.

Expérience personnelle. — Après un travail intellectuel forcé, et l'absorption en deux nuits de trois litres de café, que nous avions pris pour éviter le sommeil, nous nous trouvions le 21 mai dernier dans un état de surexcitation et d'énervement considérable. Le pouls était fréquent, la peau chaude et le repos impossible.

Plusieurs douches prises les unes après les autres, dans l'après-midi, nous avaient fait espérer un apaisement de cet état fébrile, mais il n'en fut rien.

A 6 heures du soir, après avoir pris simplement un potage, nous résolûmes d'essayer les lavements froids, et afin d'utiliser à notre profit la triste obligation où nous étions de nous médicamenter, nous fîmes noter par un ami les modifications apportées dans le pouls et la température, nous appliquant nous-même à bien étudier ce qui se passait en nous.

Voici la relation exacte de ce qui s'est passé. Faisons observer en passant que nous avons négligé la température des matières rendues, car les causes d'erreur étaient trop grandes avec l'outillage imparfait dont nous disposions. Pour la température, nous avions soin de mettre le thermomètre sous l'aisselle au moment de l'administration et la lecture en était faite à l'expulsion du lavement.

Au début de l'expérience, la température est à 38° 7 et le pouls à 112 pulsations par minute.

6 h. 1/2. Lavement d'un litre d'eau à 10°. Sensation de fraîcheur, mais aussitôt contractions intestinales et coliques assez fortes qui expulsent le lavement.

La quantité d'un litre, qu'employait Foltz, nous paraissant trop forte et difficile à garder dans le gros intestin, nous avons réduit pour nous la dose de moitié.

7 h. Lavement d'un demi-litre d'eau à 10° gardé 5 minutes. Changement peu manifeste dans le pouls et la température. Pouls 110, température 38° 7. A part une certaine sensation de fraî-

cheur dans la région abdominale, pas de changement dans l'état général.

7 h. 1/2. Lavement d'un demi-litre d'eau à 10° gardé 8 minutes. A sa sortie, le pouls est à 104, la température à 38°, 3. Une légère sédation commence à se produire.

8 h. Lavement d'un demi litre d'eau à 10° gardé 6 minutes. Pouls 102, température 38°. Sensation de fraîcheur plus prononcée, de bien-être, le calme s'établit.

8 h. 1/2. Lavement d'un demi-litre d'eau à 10° gardé 10 minutes. Pouls 102, température 37°, 8.

9 h. Lavement d'un demi-litre d'eau à 10°, gardé 10 minutes. Pouls 100, température 37°, 7.

9 h, 1/2. Lavement d'un demi-litre d'eau à 10° gardé 5 minutes. Pouls 100, température 37°, 7.

Un dernier lavement pris à 10 h., le relevé de la température et du pouls donne, après 3 h. d'expérience, une diminution de 12 pulsations par minute et un abaissement de chaleur de 1°, 1. A ce moment un bien-être général se fait sentir, et, une heure après l'administration du dernier lavement, survient un sommeil calme qui dure sans interruption jusqu'au lendemain matin.

On voit par ce qui précède que les principes posés par Foltz sont exacts et que la réfrigération dans le lavement froid est un produit dont les facteurs sont la quantité d'eau injectée, a température et la durée de l'expérimentation.

Maintenant que nous croyons avoir suffisamment décrit l'action physiologique des lavements froids, passons à son emploi dans le traitement des maladies.

USAGES THÉRAPEUTIQUES.

Les documents abondent sur l'emploi thérapeutique des lavements, même des lavements froids. Mais cet emploi n'avait rien de précis, et si quelques auteurs anciens ont entrevu l'action réfrigérante du lavement émollient, cette vérité, qu'ils n'ont appuyée d'aucune expérience directe, a été mise en complet oubli par les modernes.

Hippocrate recommande le lavement dans un grand nombre d'affections fébriles, telles que la pneumonie, la pleurésie, et au début des fièvres graves, avec accidents cérébraux. Ce sont les premières applications de l'action réfrigérante du lavement.

Asclépiade considérait le lavement comme un auxiliaire indispensable dans le traitement des fièvres.

Celse s'étend longuement sur l'emploi des lavements. Ils sont utiles toutes les fois qu'il y a lourdeur de tête, éblouissements, affections du gros intestin, rétention de bile ou de matières fécales. Et là il considère le lavement comme une douche rectale, car il conseille de l'employer quand les matières ou les vents sont d'une odeur fétide, de la même façon que Piorry l'ordonne dans les fièvres typhoïdes graves pour débarrasser le gros intestin.

Les médecins arabes se sont beaucoup occupés du lavement, et malgré les scrupules de certains fanatiques de la religion de Mahomet, il était fréquemment employé.

Avicenne en décrit très-longuement l'usage et jusqu'aux instruments employés et au procédé opératoire.

Le moyen-âge n'eut garde de se priver d'un agent thérapeutique si précieux, et c'est à cette époque que l'on voit apparaître le premier instrument commode pour l'administration des lavements, la seringue. Marcus Gatenaria en donne une description détaillée, et quoi qu'en dise Malgaigne, cette description ressemble beaucoup à celle d'Avicenne dans son *sermo de qualitate clysteriorum et instrumento eorum.*

Enfin arrive le grand siècle, grand aussi bien pour l'humble lavement que pour les arts, les sciences et les lettres, car on ne vit jamais pareille orgie de clystères. Louis XIV avait mis le divertissement à la mode et il fut de bon ton de prendre un certain nombre de *remèdes* par jour, comme il était de mode d'avoir une fistule à l'anus parce que le grand roi était gratifié de cette infirmité.

La réaction se fit bientôt sentir, et Molière et Mme de Maintenon ne contribuèrent pas peu à faire cesser ces abus.

A la même époque, Sydenham, dans ses écrits, semble entrevoir, sans cependant la préciser, l'action générale du lavement simple comme antithermique. Le sang pour lui est comme ventilé et rafraîchi.

Voici d'ailleurs ce qu'il dit : « Idemque (enema) « repeti, pro re natâ, jubeo, quo sæpe fit ut san-« guine nonnihil ventilato refrigeratoque, illius « effervescentia satis non compescatur » Sydenham, *Opera omnia*, 1696.

Depuis lors, ni dans les *Dictionnaires*, ni dans les traités d'hygiène, il n'est question de l'action générale du lavement. Pour les hydropathes, ce n'est qu'une douche rectale et Piorry le considère ainsi quand il le conseille en lavage dans la fièvre typhoïde :

« Toutes les fois que dans les fièvres typhoïdes « graves on constate par la plessimétrie la présence « dans l'intestin de matières demi-solides et li-« quides, ou de liquides et de gaz dont l'odeur est « très-fétide, j'ai recours à des irrigations abon-« dantes et réitérées, coup sur coup, et cela pen-« dant quelques minutes, et l'on continue ainsi « jusqu'à ce que l'eau et le gaz qui s'échappent de « l'intestin soient clairs et aient beaucoup moins « de fétidité. »

Ainsi, à part Récamier qui, en 1855, employait le bain froid à + 27° concurremment avec les lavements froids, au nombre de trois par jour, nous arrivons jusqu'à ces dernières années sans trouver un emploi rationnel du lavement froid. MM. Foltz et Baraill̈er, de Toulon, sont les premiers qui en ont fait une méthode de traitement. Nous citerons plus loin les observations que nous avons prises dans les travaux de Foltz et celles qui se trouvent dans la thèse du docteur Boyer; ces dernières ont été prises dans le service du docteur Barailler, de Toulon.

Mais ces observations ne relatent que des cas de fièvre thyphoïde dans lesquelles le lavement froid avait remplacé ou simplement corroboré le traitement par les bains froids ou les affusions.

Dans les affections fébriles, ou autres, ce traitement a très-peu et pour ainsi dire pas été essayé. Nous manquons donc de données à ce sujet, mais nous croyons qu'il peut être très-efficace et préférable à tout autre dans toutes les maladies où l'on a employé le bain froid ou les affusions froides en tant qu'agents destinés à soustraire à l'organisme le calorique qu'il a en trop.

Nous ne faisons donc que mentionner la pleurésie, la pneumonie, la scarlatine, la rougeole, etc, maladies pour lesquelles on a employé l'eau froide comme moyen réfrigérant et dans lesquelles nous croyons que le lavement réussirait aussi bien, si ce n'est mieux, pour calmer le pouls et abaisser la température.

Mais il est un autre groupe de maladies auxquelles le lavement froid peut être appliqué avec un grand succès. Sans trop nous étendre sur l'hémorrhagie intestinale qui *doit* être avantageusement modifiée, quoi qu'en dise Brand qui prétend que le lavement a pour effet de provoquer et les hémorrhagies et les perforations intestinales, l'action locale du froid sur une membrane vasculaire et pourvue de fibres musculaires s'oppose, d'après ce que nous avons vu, à ce qu'un pareil résultat se produise. Sans nous étendre, disons-nous sur l'hémorrhagie intestinale, dont nous n'avons pu constater par nous-même la production ou la non production à la suite de lavements froids, nous passerons à une autre affection tributaire, elle aussi, de la médication dont nous essayons de démontrer les avantages.

Depuis quelque temps les affections inflammatoires des organes génitaux de la femme ont été traitées par le froid. Récamier, Nélaton, et enfin Béhier, l'ont employé pour les métrites, phlegmons péri-utérins, et enfin pour tous les accidents puerpéraux de nature inflammatoire. L'observation qui se trouve à la fin de ce chapitre montrera l'influence que le lavement froid peut avoir sur la menstruation ; par conséquent, sur une congestion, passagère il est vrai, mais cependant très-importante, de la matrice.

Nous allons donc donner les observations sur le sujet, et ensuite nous tirerons les conclusions qui nous semblent ressortir de ce travail.

OBSERVATIONS DU PROFESSEUR FOLTZ.

Observation VII. — J..., garçon de dix-huit ans. Forme grave; début le 20 avril 1874; durée, vingt-et-un jours. Température rectale, 39°, 9. Pouls 120. Bains à 20° et lavements froids les douze premiers jours; douleurs névralgiques du bras droit qui obligent à suspendre les bains; lavements froids toutes les trois ou quatre heures, Guérison.

Observation XVIII. — M..., jeune homme de dix-huit ans, fort. Début le 25 avril; marche lente, purgatifs et lavements; guérison apparente, lorsqu'un écart de régime élève la température rectale à 40°, 5. Pouls à 96. Bains à 20°, d'un quart d'heure toutes les trois, quatre ou six heures. Lavements froids; applications froides; boissons froides et tempérantes. Le 19 mai, selles sanglantes, très fortes; le malade est si faible qu'on est obligé de suspendre les bains. On continue les lavements froids, en y ajoutant, sur l'avis de M. Pétrequin, un peu d'alun. Potion avec la teinture de canelle; pilules de cachou et diascordium. En trois jours le malade a perdu au moins 3 kilogrammes de sang; faiblesse extrême, pouls à 142. Température rectale, 39°, 6. Lavements à 12° toutes les trois heures. Digitaline.

29 mai. Muguet.

3 juin. Pouls à 112 ; température rectale à 38°,7; faim violente.

13 juin. Faim vorace ; il se lève ; il continue à prendre quatre lavements froids par jour ; durée, cinquante jours. Guéri. La remarque importante est qu'une entérorrhagie très-grave oblige à suspendre les bains et que les lavements froids, continués avec les toniques et les astringents, ont amené la guérison.

Observation XXI. — Mme K..., vingt-quatre ans environ. Début le 24 mai ; durée, quarante-deux jours. Forme très grave; température rectale, 40°, 8 ; pouls 116. Bains à 25°, puis à 20° toutes les quatre heures, avec lavements à 12° entre les bains. Bouillons, consommés.

3 juin. Onzième jour de la maladie, hémorrhagie intestinale très forte, qui oblige à suspendre les bains. Température rectale à 40°, 2. Pouls à 140. On continue les lavements froids à la température de 9° toutes les une, deux, trois ou quatre heures.

Manuluves, compresses froides, canelle en potion, digitaline, etc.

5 juin. Pustules d'ecthyma. Plus de sang dans les selles.

15 juin. Faim vorace, écart de régime, indigestion, crise hystériforme pendant laquelle la température rectale tombe à 36° et le pouls à 96.

17 juin. Température rectale à 40°, 4 ; dans l'aisselle elle est à 40°, 1. Pouls à 128. Lavements à 7° toutes les deux, trois ou quatre heures.

Jusqu'au 5 juillet, la température axillaire monte du matin au soir et baisse du soir au matin de 39°, 9 à 37°, 9. Sudamina confluents. Guérie.

Notons l'hémorrhagie le onzième jour à la suite des bains et la continuation du traitement par les lavements froids, dont la malade prit en quarante-deux jours plus de trois cents, sans éprouver de fatigue locale.

Observation XXVI. — Mme B..., accouchée le 3 juillet 1874, à dix mois de grossesse d'un enfant énorme, long de 56 centimètres, venu par les pieds et mort-né. Elle se levait depuis quelques jours, lorsque je constate (28 juillet 1874) une pneumonie à droite, crachats sanglants, etc... Température rectale, 39°, 2; fièvre, sensibilité de la fosse iliaque droite, rosées, selles fétides : oxyde blanc d'antimoine, huile de ricin, quatre lavements froids par jour. Convalescence le 14 août ; durée, 16 jours. Guérison.

Les observations qui suivent ont été prises dans l'excellente thèse du Dr Boyer (Paris 1875). Elles viennent du service de M. Barailler, médecin en chef de l'hôpital de la marine à Toulon.

Observation I. — S..., soldat au 4e régiment d'infanterie de marine. Entre à l'hôpital principal de la marine le 11 mars 1874. Il est malade depuis six jours ; a éprouvé au début quelques légers frissons. Anorexie, pas de diarrhée. Douleurs articulaires dans les membres inférieurs. Douleur à la région lombaire. Céphalalgie peu intense. Pupilles dilatées. Langue blanchâtre sur les bords, rouge au centre et à la pointe. Gargouillement dans la fosse iliaque droite. Quelques taches rosées lenticulaires sur l'abdomen. Pouls à 108.

La température axillaire est à 39°, 2.

On administre trois lavements à + 10° et le sulfate de quinine à la dose de 0 gr. 75. Le soir, le pouls est à 100 et la température à + 40.

Le 12. Somnolence, coma, épistaxis, langue sèche, abdomen ballonné et douloureux à la pression. Le pouls est à 92 et la température à + 40.

3 lavements à 10°. Potion avec extrait de quinquina 4 gr. 6.

Le soir, le pouls est à 90 et la température à 40°, 5.

Le 13, un peu d'assoupissement, le coma est moins profond, la langue moins sèche, l'abdomen toujours ballonné.

Le matin, le pouls est à 90 et la température à 39°, 5.

Le soir, le pouls est à 90 et la température à 39°.

Le 14, le 15 et le 16, le mieux se fait sentir. Les

lavements ont été continués. Le 16, le pouls est à 82, et la température à 39°.

Le 17, le 18, le 19 et le 20, le pouls et la température restent stationnaires. L'état du malade s'améliore.

Le 21. légère épistaxis dans la nuit, le pouls tombe à 78 pulsations et la température axillaire à 38° 2.

Le 22, le pouls est à 80 et la température à 38°,6. Malgré cette amélioration, il y a toujours un peu d'exacerbation vespérale; c'est ainsi que le soir du 22, la température est à 39 et le pouls à 88. On continue les lavements.

Le 25, le pouls est à 70 et la température axillaire à 38°.

On cesse les lavements.

Le 24, le pouls est à 68 et la température à 38°, 2.

Le 23, le pouls est à 72 et la température à 37°, 8. L'appétit est considérable.

Le 28, le malade va très-bien relativement, pas de diarrhée, le pouls est à 48.

Le 13 avril, c'est-à-dire un mois environ après son entrée à l'hôpital, le malade sort pour aller dans sa famille jouir d'un congé de convalescence.

Observation V. — P..., 22 ans, caporal au 12ᵉ de ligne, entre à l'hôpital principal de la marine, le 9 décembre 1874. La maladie a débuté chez lui par des accès de fièvre qui se sont rapprochés de plus en plus et la fièvre est devenue continue. Il présente à son entrée tous les symptômes de la fièvre typhoïde. Il n'a pas de diarrhée. Il y a environ quinze jours que les premiers accès l'auraient atteint.

Le 13 au matin, le malade ne présente rien de particulier, le pouls est à 92 et la température à 38°,5. On administre trois lavements de 15° de trois en trois heures. Le soir, le malade a trois selles diarrhéïques renfermant du sang. Le pouls est à 94, la température à 40°.

Le 14, encore une selle contenant du sang.

Le pouls est à 90, et la température à 39°,4.

On continue les lavements froids. Le soir, le pouls est à 88 et la température à 39°,3.

Le 15, plus de sang dans les selles, la diarrhée persiste. Le pouls est à 84 et la température à 39°,3. On continue les lavements froids. Le soir du même jour, le pouls est à 88 et la température à 39°.

Le 16, peu de sommeil dans la nuit. Le malade tousse. Rêvasseries. Pas de céphalalgie. Langue sèche. Peu d'expectoration. La diarrhée existe toujours.

A l'auscultation, on entend dans toute l'étendue de la poitrine de gros râles muqueux.

Le pouls est à 92 et la température à 39°,3. On continue les lavements froids

Le 17, le pouls est à 84 et la température à 39°.

Le 18, le 19 et le 20, la fièvre est plus forte ; les symptômes thoraciques ne s'amendent pas.

Le 21, la toux a diminué ; le pouls est à 88 le matin et la température à 39°. Le soir, le pouls tombe à 80 et la température à 38°,6. Les lavements sont continués.

Du 22 au 27, l'amélioration se fait ; l'appétit revient.

Le 27, on cesse les lavements. Le pouls est à 72 et la température à 38°.

Le 20 janvier, la guérison est complète.

Le malade sort de l'hôpital le 28 janvier pour aller jouir d'un congé de convalescence.

Observation VIII. — F..., soldat de la 3e compagnie de discipline, 26 ans. En convalescence à l'île de Porquerelles pour fièvres intermittentes, contractées en Algérie.

Entre à l'hôpital de la marine le 25 janvier 1875. A eu pendant cinq jours des épistaxis abondantes. Etat de faiblesse considérable. Pâleur très-grande. Muqueuses décolorées. Anémie profonde. Langue sèche. Ventre ballonné. Diarrhée depuis quatre à cinq jours. Toux fréquente. Expectoration presque nulle. Pouls à 112. Température axillaire à 40°,6.

A l'auscultation on entend en avant et à gauche, au-dessous de la clavicule, la respiration soufflante, à droite et à la même région, des râles sébilants très-forts.

Le 26, sommeil cette nuit. Le malade accuse une grande faiblesse, la langue est toujours sèche. Enduit fuligineux sur les gencives et sur les dents. Ventre ballonné. Soif ardente. Parole embarrassée. Pouls à 120. Température axillaire à 40°,9. On prescrit une potion au sulfate de quinine 0 gr. 60. Lotion d'eau vinaigrée toutes les trois heures. Trois lavements de 200 grammes d'eau à 8° dans la journée.

Le 27, peu de sommeil. Le malade accuse une grande faiblesse. La langue est toujours sèche. Enduit fuligineux sur les gencives et sur les dents. Ventre ballonné. Soif ardente. Parole embarrassée. Pouls à 120. Température axillaire à 40°,9.

Potion au sulfate de quinine 0 gr. 60. Lotions d'eau vinaigrée, toutes les trois heures. Trois lavements à 8° dans la journée. Potion avec acétate d'ammoniaque. 15 grammes.

Le 28, pas de sommeil. Délire. Rêvasseries. Le malade ne répond pas aux questions. Météorisme. Gêne considérable de la respiration. Langue sèche. Enduit fuligineux sur les lèvres. Taches ombrées sur l'abdomen. Plaques pétéchiales en grande quantité sur les membres inférieurs. On en trouve quelques-unes sur les membres thoraciques. Diarrhée abondante. Pouls à 116. Température axillaire à 40°.

Même prescription que la veille. Le soir, la température axillaire est à 40°,2.

Le 29, délire toute la nuit. Le matin, le malade est calme, même état du ventre ; la diarrhée persiste. Le pouls est à 128 et la température à 39°,7.

Même prescription. On y ajoute toutefois 100 grammes de décoction de quinquina et 150 grammes de café noir. Le soir, la température axillaire est de 40°,6.

Le 30, au délire verbal a succédé un délire d'action. Le malade a cherché à se lever plusieurs fois dans la nuit. Contractions passagères des muscles de la face. Yeux ternes et fermés, le malade ne les ouvre que quand on l'interpelle. Fuliginosités sur la langue et sur les dents. Pas de changement dans l'état de l'abdomen. Cinq à six selles diarrhéïques involontaires.

A l'auscultation on entend des râles sibilants abondants au-dessous des deux clavicules. Le pouls est à 128 et la température axillaire à 40°,2. Le soir la température est à 39°,2 et le pouls à 136.

Le 31, délire violent. Aucune amélioration du côté des appareils digestifs et respiratoires. Epistaxis très-légère. Selles involontaires fétides. Pouls à 128. Température axillaire à 39°.3.

Café noir, 150 grammes ; potion avec 30 gouttes d'iode et 0 gr. 05 d'iodure de potassium. Le soir la température axillaire est à 39°,5, le pouls à 126.

1er février, délire bruyant cette nuit. Ulcérations saignantes sur les gencives. Haleine fétide. Météorisme moindre que les jours précédents. On observe des contractions passagères dans les membres inférieures. Selles involontaires. Pouls à 100; température à 38°,2. Le soir, température à 38°,9; pouls à 134.

Le 2, huit selles involontaires; aucune amélioration; pouls à 140; température axillaire à 39°,1.

Meurt le 2 février, à onze heures du matin.

Voici maintenant ce qu'il nous a été donné d'observer chez une personne de notre connaissance :

Mme X... avait depuis longtemps l'habitude de prendre chaque matin un lavement froid d'environ 600 gr. L'eau était à sa température ordinaire au sortir de la fontaine, c'est-à-dire 10 à 12° environ. L'appétit était excellent, la santé parfaite et la menstruation s'opérait sans aucun accident.

Obligée de faire un voyage de deux mois, Mme X. ne put se procurer les mêmes soins hygiéniques, et la menstruation s'en ressentit. Deux ou trois jours avant l'époque, elle ressentait un malaise général, des lourdeurs de reins, un affaissement de tout le corps et même quelques nausées.

De retour à Paris, elle put reprendre ses habitudes, et depuis lors, les lavements froids qu'elle prend l'ont toujours prémunie contre les accidents peu graves, mais ennuyeux, qui accompagnent l'époque menstruelle.

Au moment où nous arrivions aux conclusions de notre travail, notre excellent ami le Dr Chautemps, médecin à Paris, a bien voulu nous communiquer le résultat de ses expériences personnelles.

Depuis quatre ans qu'il exerce, il a toujours administré à ses typhiques, en même temps que des lotions ou des bains, des lavements, soit à l'eau froide pure, soit à l'infusion de camomille refroidie. Il s'en est toujours très-bien trouvé et a remarqué que ces lavements, donnés le soir, calment la fièvre et provoquent le sommeil.

CONCLUSIONS.

Nous nous croyons en droit de conclure de tout ce qui précède que :

1° L'action locale du lavement froid consiste en une sensation de fraîcheur suivie de contraction intestinale;

2° L'action générale amène le ralentissement du pouls, l'abaissement de la température, et la sédation du système nerveux bien mieux que ne pourraient le faire les autres moyens hydrothérapiques tels que bains, douches, draps mouillés, etc..... Elle apaise la soif, stimule l'appétit et augmente les sécrétions:

3° L'action du lavement est subordonnée aux trois données suivantes : Température de l'eau, quantité de l'eau et durée du séjour dans le gros intestin.

4° Dans le traitement des maladies fébriles et surtout de la fièvre typhoïde, il a l'avantage immense de produire plus rapidement et plus sûrements l'hypothermie que ne peuvent le faire les bains froids. De plus il est exempt des complications du côté des viscères, complications qui, nées du refoulement du sang vers les organes internes, emportent si souvent les malades.

5° Enfin les lavements froids constituent un des

meilleurs moyens que nous possédions soit pour traiter les affections inflammatoires des organes génitaux de la femme, soit pour prévenir les inconvénients plus ou moins graves que l'époque menstruelle provoque chez certains sujets.

6e Quant à la question de dose, nous pensons que le lavement d'un demi-litre doit être préféré, car un litre, comme le veut Foltz, n'est pas très-bien supporté, et les 200 grammes de Barailler de Toulon nous paraissent insuffisants. Un lavement d'un demi-litre toutes les trois heures doit être, dans la fièvre thyphoïde, le meilleur mode de traitement à employer quand on veut agir à la fois sur le pouls, la température et le système nerveux.

Paris. -- Impr. F. PICHON, 37, rue des Feuillantines et 14 rue Cujas.

www.ingramcontent.com/pod-product-compliance
Lightning Source LLC
LaVergne TN
LVHW012009160826
845678LV00002B/740

* 9 7 8 2 3 2 9 6 7 2 3 8 0 *